Sylvia Döttlinger

Ein ganzes Jahr

... anders als geplant

Autorin: Sylvia Döttlinger
Umschlaggestaltung, Illustration: Birgit Trenker Verlag:
Buchschmiede von Dataform Media GmbH, Wien

ISBN: 978-3-99118-365-5 (Paperback)
ISBN: 978-3-99118-363-1 (Hardcover)
ISBN: 978-3-99118-364-8 (e-Book)

Printed in Austria

Inhaltsverzeichnis

Für meine Familie, insbesondere meinen Mann und meine Kinder

Ihr seid mein Halt, meine Freude, meine Lieblingsmenschen und der beste Grund am Leben zu sein und die gemeinsame Zeit zu genießen.

Über mich

Ich bin 48, seit 20 Jahren mit meinem Mann verheiratet, wir haben gemeinsam 3 Jungs im Alter von 9, 14 und 19 Jahren. Ich arbeite Teilzeit im Büro einer kaufmännischen Berufsschule, gehe gerne spazieren und wandern, mache moderaten Sport, mal mehr, mal weniger, achte auf meine Ernährung und kaufe bewusst ein (lese meist sogar das Kleingedruckte - die Inhaltsstoffe usw., soweit ich sie ohne Brille noch lesen kann ☺).

Ich trinke gerne Cappuccino, mag Berger-Pralinen, lese wann immer ich Zeit habe, es macht mir Freude frühstücken zu gehen, ein Glaserl zu trinken und jeden Freitag mache ich meinen Großeinkauf.

Manchmal ärgere ich mich über Kleinigkeiten des Alltags oder den Haushalt mit meinen 4 Männern (ja, ich weiß, ihr macht nichts absichtlich ☺). Im Großen und Ganzen lebe ich also wie unzählige andere Frauen.

Und ich habe Brustkrebs.

Und ich habe derzeit so viel in meinem Kopf: Gedanken, Gefühle und natürlich auch Ängste, dass ich sie aufschreiben muss, sonst platzt er noch dieser schwere Kopf. Vielleicht wird er auf diese Weise leerer und leichter.

Vorwort

Es war der 29. Februar, der Schalttag des Jahres 2020, als ich beschloss, meine Gedanken und Erfahrungen niederzuschreiben.

Ich lag im Bett, es war noch sehr früh am Morgen, als mich wieder einmal eine meiner unzähligen Hitzewallungen nicht mehr in den Schlaf finden ließ. Da reifte in mir der Gedanke, ich könnte doch all das auf Papier bringen, was die letzten Monate in meinem Leben geschehen war. Plötzlich war ich hellwach, stand auf und begann am Küchentisch zu schreiben. Wieviel es letztendlich werden würde, wusste ich noch nicht.

Es war bereits als junges Mädchen einer meiner Wünsche, einmal ein Buch zu schreiben. Ich habe Tagebuch und Gedichte geschrieben, auch heute dichte ich zu jedem runden Geburtstag, wie alle im Verwandten- und Freundeskreis wissen. Dass ich jedoch einmal über meine Brustkrebserfahrungen schreiben würde, hätte ich nicht für möglich gehalten.

Der oben erwähnte 29. Februar ist deshalb interessant, da sich genau 6 Monate zuvor mein Leben veränderte.

Ich möchte gerne im Vorfeld betonen, dass dies nicht die Erzählung meiner Leidensgeschichte werden soll, sondern ein wertvoller Erfahrungsbericht, sowohl für mich selbst als auch für Betroffene, vielleicht sogar für Nichtbetroffene. Wie man außerdem trotz widriger Umstände freudvolle Momente erleben kann und wie man in der Zeit danach die Unbeschwertheit und die Leichtigkeit langsam wieder in sein Leben lässt. Wie man Körper, Geist und Seele, insbesondere nach einer Erkrankung, aber auch sonst, nähren kann und nicht verkümmern lässt.

Der 1. Schock

Wie alles begann:

29.8.2019 – jährlicher Kontrolltermin bei meiner Frauenärztin (dieses Datum werde ich wahrscheinlich ganz lange oder sogar nie mehr vergessen).

Zunächst plauderten wir noch ganz entspannt in ihrem Büro über meine letzten Urlaubstage. Meine Familie und ich waren nämlich am Vortag von einem Kurzurlaub aus Südtirol zurückgekehrt. Vor Arbeits- und Schulbeginn wollten wir uns noch ein paar chillige Tage in einem uns schon lang bekannten Wellnesshotel gönnen. Und sie waren besonders schön, diese Tage. Irgendwann in einem Gespräch in den darauffolgenden Wochen erzählte mir mein Mann, dass ihm in diesen so entspannenden Urlaubstagen der Gedanke gekommen wäre, wie viel Glück wir in unserem Leben doch hätten, wie gut es uns ginge und ob es wohl immer so bleiben würde. Eine Vorahnung?

Aber zurück zur Frauenarztpraxis.

Nach unserem Vorgespräch ging es in den Behandlungsraum zur Untersuchung. Beim Brustabtasten entdeckte meine Ärztin den besagten Knoten, der nun mein Leben gehörig durcheinanderbringen sollte. In diesem Moment fuhr mir tatsächlich der Schreck in die Glieder, wie man so schön sagt. Sie beruhigte mich zunächst, es könnte auch nur eine Zyste oder ähnliches sein, vereinbarte jedoch sofort einen Termin beim Radiologen für den nächsten Vormittag. Den restlichen Tag verbrachte ich irgendwie ferngesteuert. Ich versuchte zwar mich abzulenken und auch zu beruhigen, es funktionierte aber nicht wirklich. Ein nagendes und ungutes Gefühl hatte sich bereits in meinem Kopf festgesetzt. Ich hatte nämlich von Beginn an das Gefühl, dieser entdeckte Knoten wäre nicht harmlos.

Der Radiologe bestätigte am nächsten Tag meine Vorahnung und schickte mich in die Klinik nach Innsbruck zur Biopsie, einer Gewebeentnahme. Mein Mann und ich beschlossen, sofort im Anschluss dorthin zu fahren. Ich wollte keinen Tag länger warten.

Die 5 Tage zwischen Biopsie, die im Übrigen keinesfalls angenehm war, und der Befundbesprechung waren geprägt von einem Potpourri verschiedenster Emotionen: Angst, Hoffnung, Bangen, Tränen und Ungläubigkeit. Passierte das tatsächlich alles mir und jetzt? Es fühlte sich so unwirklich an, als würde all dies jemand anderen betreffen. Dieses Gefühl sollte mich noch sehr lange begleiten.

Ich hatte immer wieder einmal mit kleinen Wehwehchen zu kämpfen, war auch manchmal etwas wehleidig und jammerte ganz gerne, hatte aber tatsächlich nie wirklich Angst, an etwas Ernsthaftem zu erkranken.

Dann war er da, dieser Tag: ein Mittwoch Anfang September, der letzte Ferientag der Kinder. Während der Fahrt zur Klinik, wohin wir ca. 1 ½ Stunden unterwegs waren, herrschte eine ganz eigentümliche Stimmung zwischen meinem Mann und mir, unter anderem ein Gefühl der Ohnmächtigkeit und des Ausgeliefertseins. Was wird man uns mitteilen? Der Raum der Diagnosestellung ist mir in Erinnerung geblieben, ein kleines steriles graues Zimmer. Zwei Besucherstühle, dazwischen ein Tischchen mit einer Packung Taschentücher darauf. Der zuständige Arzt teilte uns sachlich und emotionslos mit, der Knoten wäre bösartig. Es handelte sich um einen schnellwachsenden Tumor HER2 negativ Hormonrezeptor positiv. Dieser wäre laut Arzt gut zu behandeln, da man weiß, wo man bei der Behandlung ansetzen muss, sprich bei den Hormonen.

Interessanterweise war die Diagnose für mich keine große Überraschung. Wir waren das Wochenende davor mit unserer Familie auf der Alm. Alle fassten mich mit Samthandschuhen an und ermutigten mich, positiv zu denken, nicht das Schlimmste anzunehmen. Dennoch wusste ich, dass ich das Ergebnis nicht mehr beeinflussen konnte, egal wie ich darüber dachte. Erst in dem Moment, als der Arzt sagte, dass meine Diagnose heutzutage kein

Todesurteil mehr bedeuten würde, konnten wir wieder durchatmen. Ein Stein fiel mir vom Herzen. In der zuständigen Ambulanz wurde uns dann das weitere Procedere erklärt. Und schon war ich mittendrin in der Krankenhausmaschinerie. Nach den erforderlichen Untersuchungen von Computertomografie bis hin zum Ganzkörperscan, war eine brusterhaltende Operation mit anschließender Strahlentherapie indiziert, vorausgesetzt die entnommenen Lymphknoten wären ohne Befund. In dieser Hinsicht machten uns die Ärzte jedoch gute Hoffnungen.

Soweit – so gut. Nach der 1. Schockdiagnose eine Behandlung, die zu meistern wäre.

Die Operation

Meine 1. Operation, bei der mein Tumor und drei Lymphknoten entfernt wurden, fand Ende September statt. Als alles vorbei war, war ich sehr erleichtert und optimistisch. Endlich war der Knoten - dieser unliebsame Fremdkörper - aus meinem Körper entfernt. Alles war gut verlaufen, auch die Narkose, vor der ich beinahe am meisten Angst hatte. Es war immerhin meine erste. Nach 3 Tagen durfte ich nach Hause und dort erholte ich mich recht schnell. Alle kümmerten sich gut um mich. Sie ließen mich nichts Schweres tragen, keine Wäsche aufhängen und verwöhnten mich sehr. Ich bekam Besuch und zahlreiche Genesungswünsche. 2 Tage vor dem Maturaball unseres Ältesten kaufte ich mir ein Ballkleid. Ich hatte im Vorfeld bereits befürchtet, nicht daran teilnehmen zu können, umso mehr freute ich mich darauf. Am nächsten Tag, Anfang Oktober fuhren mein Mann und ich zum wiederholten Male in die Klinik zur postoperativen Befundbesprechung und weiteren Vorgangsweise. Ich war sehr gelassen und meine Angst hielt sich in Grenzen. Mir war ja bereits mitgeteilt worden, dass eine Strahlentherapie und eine Antihormontherapie notwendig wären. Damit konnte ich gut leben.

Mein behandelnder Arzt, übrigens sehr kompetent und empathisch, auch menschlich sehr angenehm, bat uns herein. Ein Blick von ihm, und ich wusste sofort, dass irgendetwas nicht in Ordnung war.

Und so war es leider auch. Wider Erwarten war laut Pathologe der Tumor größer als angenommen gewesen und zudem noch ein Lymphknoten mit einer kleinen Metastase befallen. Der 2. Schock und Ungläubigkeit im 1. Moment! Warum hatte man dies in den zahlreichen Voruntersuchungen nicht gesehen? Worauf konnte ich mich noch verlassen? Der Arzt meinte: „Wir sprechen nach wie vor von Heilung, nur bedarf es eben zusätzlicher Maßnahmen."

Ich musste mich ein 2. Mal operieren und das noch betroffene Gewebe entfernen lassen. Sofort vereinbarten wir für den darauffolgenden Montag einen Termin.

Nun fiel auch zum 1. Mal das böse Wort: CHEMOTHERAPIE – Übelkeit, Haarausfall, Schwäche, Giftcocktail, all das kam mir in den Sinn. Kann und will ich das mitmachen? Ich musste! Für mich, meine Familie und für mein Gewissen, es ging nicht anders. Ich hatte jedoch Riesenprobleme mit dieser Chemiekeule. Ich, die immer gesund und bewusst zu leben versuchte, nie Medikamente einnahm, auf Bewegung, Ernährung und ein gesundes Umfeld achtete.

Warum passierte ausgerechnet mir das? War das fair? Ich wusste natürlich, dass sich dies jede

Betroffene in solch einer Situation fragt. Ich wusste auch, dass ich mit dieser Diagnose keinesfalls allein dastand. Wenn die Statistiken stimmen, und das nehme ich an, erkrankt jede 8.-10. Frau einmal in ihrem Leben an Brustkrebs. Nicht zu fassen!

Aber in diesem besagten Moment denkst du nur an dich. Dein Schicksal wird nicht leichter, nur weil bereits viele andere Frauen vor dir mit einer Brustkrebserkrankung konfrontiert wurden. Der nächste Gedanke war an meine Familie gerichtet: Mann, Kinder, Eltern usw. Wie werden sie die neue Diagnose und die nun doch aufwändigere Behandlung aufnehmen? Schaffen wir das gemeinsam?

Die Chemo – meine größte Angst

Keiner freut sich auf eine Chemotherapie – ich natürlich auch nicht!

Dennoch war ich erleichtert, als es Ende Oktober schließlich losging. Die 2. Operation war gut verlaufen und die Befundung unauffällig. Die Zeit zwischen OP und Chemo war nur ein Aufschub gewesen. Die Ungewissheit, wie schlimm es werden würde, setzte mir sehr zu. 6 Zyklen in zweiwöchigem Abstand standen mir bevor.

Für die 1. Behandlung war ich 4 Tage stationär: für Voruntersuchungen, Einsetzen des Ports (implantiertes Kathetersystem für einen dauerhaften Venenzugang), Verabreichung der 1. Chemo und eine Nacht zur Überwachung. Ich hatte mir vorab meine Lieblingslieder auf mein Handy geladen. Mit jedem Song verband ich eine positive Emotion oder angenehme Erinnerung. Und so schloss ich die Augen, lauschte der Musik und ließ die 1. Dosis in mich hineinpumpen. Es war gar nicht so schlimm! Nur zwei harmlose Infusionsbeutel. Irgendwie hatte ich mir etwas Bedrohlicheres vorgestellt. Einer der beiden enthielt eine rote Flüssigkeit und hatte dieselbe Farbe wie Aperol. Meine Zimmernachbarin und ich beschlossen, nie mehr dieses köstliche Sommergetränk zu trinken. Mal schauen ☺.

Nach der 1. Infusion war ich richtig erleichtert und beinahe euphorisch. Eine Dame vom Perückenstudio kam vorbei und erkundigte sich, ob ich denn Interesse hätte. Ich bejahte, und so kehrte sie kurz darauf mit 3 auf meinen Typ abgestimmten Perücken zurück. Mit den noch eigenen Haaren auf dem Kopf war das Anprobieren gar nicht so schlimm, eher wie eine Verkleidung. Ich veranstaltete eine Modeschau für meine Zimmerkollegin, ließ mich von ihr mit jeder Perücke fotografieren, schickte die Fotos nach Hause zum Beurteilen und bestellte bereits diejenige, die mir am meisten zusagte. Ich war selbst überrascht von meiner Entscheidungsfreude und Spontanität.

Die Euphorie hielt bis zum Abend an. Nach ca. 3 Stunden war mir nämlich extrem übel und ich musste mich zwei Mal übergeben. Nun war es soweit. Das schlimmste Klischee, das ich über Chemotherapien wusste, war eingetroffen. Die Übelkeit war auch der Grund, warum ich bei den nächsten Zyklen stets eine Nacht in der Klinik verbrachte, da ich mich wohler dabei fühlte. Ich wollte nicht, dass mich vor allem die Kinder in diesem Zustand sahen.

Im Großen und Ganzen kann ich sagen, dass ich die 6 Chemos erstaunlicherweise viel besser vertrug als befürchtet, zumindest körperlich. Natürlich waren Tage dabei, an denen es mir nicht so gut ging, an denen der Appetit nicht sehr groß war oder mich die Müdigkeit plagte. Neben dem Haarausfall, auf den ich später noch genauer eingehen werde, war der Verlust meines Geschmacksinns eine der unangenehmsten Nebenwirkungen. Es schmeckte alles gleich, besser gesagt nach gar nichts! Ich aß trotzdem brav, erstens weil ich tatsächlich oft Hunger hatte und zweitens, weil ich als Leichtgewicht nicht viel zu zehren hatte und bei Kräften bleiben wollte.

Ich nahm das Angebot in Anspruch, bei den letzten 3 Zyklen meine Füße und Hände während der Infusion der Chemotherapeutika stark abzukühlen. Dies sollte Missempfindungen und Taubheitsgefühlen aufgrund einer Neuropathie (Nervenschädigung) entgegenwirken. Da die Kälte die Durchblutung reduziert, nehmen die Nervenzellen der Extremitäten weniger Giftstoffe auf. Und so lag ich ca. 2-3 Stunden mit tiefgekühlten Socken und Handschuhen im Bett und konnte nicht einmal die Fernbedienung des Fernsehapparats halten oder mein Handy benutzen. Das Personal vertrieb mir ein wenig die Zeit und zappte für mich von Sender zu Sender.

Ich denke, die Kühlung hat geholfen, da ich in dieser Hinsicht Gott sei Dank keine Probleme bekommen habe. Die Anwendung ist auf alle Fälle einen Versuch wert!

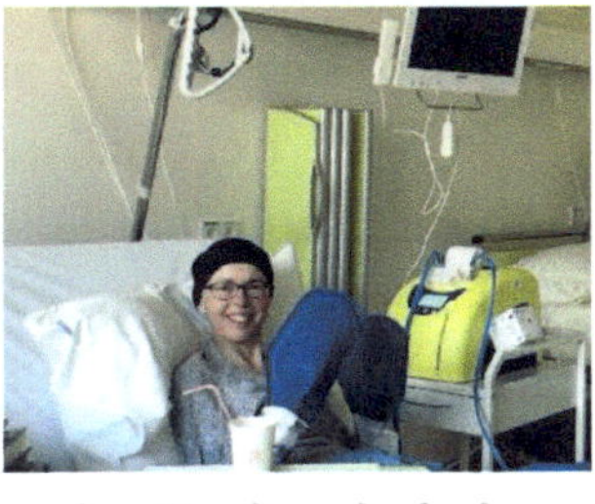

meine Boxhandschuhe

Leise rieselt das Haar

Im Wartebereich der Brustambulanz hängt ein Plakat, auf dem eine Frau abgebildet ist - eine krebskranke Patientin ohne Haare. Ich sitze gegenüber und starre auf das Bild. Mein Gedanke ist: Gott sei Dank muss ich das nicht durchstehen. Zu diesem Zeitpunkt, kurz nach meiner Diagnose, war ich noch der Meinung, eine Operation mit anschließender Bestrahlung plus Antihormontherapie wäre mein Weg.

Doch leider kam es anders als erwartet, wie bereits erwähnt.

Ich kann mich noch gut an den Moment erinnern, als ich im Badezimmer beim Kämmen plötzlich ein Büschel Haare verlor. Ungefähr 14 Tage waren seit der 1. Chemotherapie vergangen. Im Normalfall beginnt das Haar zwischen 1. und 2. Therapie auszufallen. Nun war es also soweit: das sichtbare Zeichen meiner Krebserkrankung. Bald würde jeder Bescheid wissen! Komischerweise hatte ich mich vorher irgendwie an den Gedanken geklammert, es könnte bei mir eventuell anders verlaufen. Wer weiß, vielleicht fallen sie gar nicht oder nur spärlich aus? In den folgenden Tagen waren sie überall, meine dunklen Haare: im Bett, im Waschbecken, teilweise sogar im Essen. Bei der 2. Chemo war das Klinikbett und der Fußboden ständig mit Haaren bedeckt, es war mir richtiggehend peinlich. Die Reinigungskraft musste ständig den Boden wischen. Da wusste ich, ich müsste etwas unternehmen. Wäre ein Ende mit Schrecken besser für mich als jeden Tag unzählige Haare einzubüßen und zusehen zu müssen, wie meine Haarpracht immer mehr ausdünnte? Das konnte und wollte ich nicht bis zum Schluss ertragen!

Den Tag, einen Sonntagabend im November, als wir zu meinem Friseur, einem langjährigen Bekannten fuhren, werde ich nie vergessen. Es war der 10.11., dies hat mir später meine Mama erzählt, das genaue Datum wusste ich nicht mehr. Auf der Hinfahrt liefen die Tränen. Erstaunlicherweise war ich beim Abrasieren sehr, sehr tapfer. Mein Friseur war deutlich nervöser als ich. Meinem Mann, der hinter uns stand und zusah, tat ich extrem leid, da er wusste wie schwer mir diese Aktion fiel.

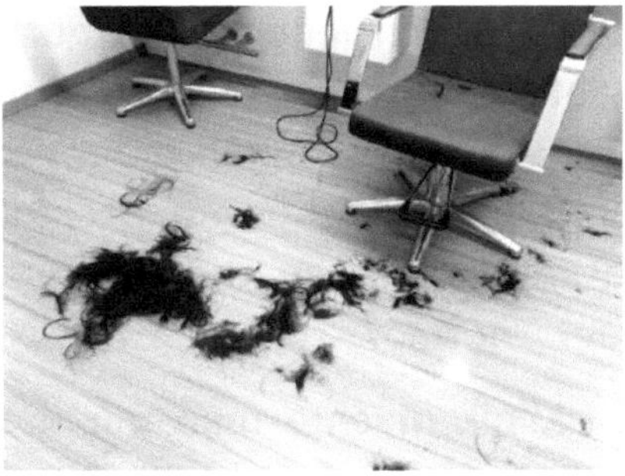

...ade meine Haare

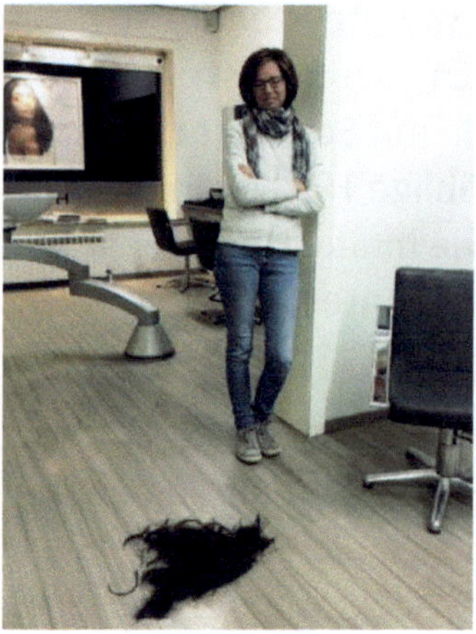

...hallo Perücke

Viele Leute, insbesondere Männer, sagten zu mir, das Ausfallen der Haare sei doch Nebensache, sie wachsen ja wieder nach. Natürlich wachsen sie im Normalfall wieder, das wusste ich auch. Aber die Zeit dazwischen! Zudem diese Unsicherheit, wann und wie sie nachwachsen würden. Die meisten Frauen konnten mich jedoch sehr gut verstehen. Umsonst gibt es nicht das Wort Haarpracht- oder schmuck. Man fühlt sich oben ohne ganz und gar nicht weiblich, außerdem fremd, nackt und schutzlos und so anders als alle anderen. Ich wollte so gerne wieder ´´normal´´ sein.

Seitens der Klinik machte man mir das Angebot, eine Kältehaube während der Chemogabe anzuwenden. Diese Haube, welche der eines

Astronauten sehr ähnelt, sollte den kompletten Haarausfall vermeiden. Die Chancen standen bei ca. 50-60 Prozent weniger Haarverlust, je nach Zusammenstellung der Substanzen und Reaktion der Patientin. Durch das Tragen der Haube eine halbe Stunde vor, während und ca. 2 Stunden nach den Infusionen wird die Kopfhaut stark abgekühlt und somit die Blutgefäße verengt. Dadurch erreichen jene Substanzen - die für die Teilung der schnell wachsenden Tumorzellen verantwortlich sind - die Haarwurzelfollikel nicht, deren Zellen ebenso der schnellen Teilung unterliegen.

Bis zum Schluss, nur ein paar Stunden vor der 1. Infusion, wusste ich noch immer nicht, ob ich das Angebot nutzen sollte. Ein Arzt, den ich befragte, war der Meinung, bei meiner Zusammensetzung sei der Erfolg nicht allzu vielversprechend. Außerdem ängstigte mich die stundenlange extreme Kälte auf meinem Kopf. Die Entscheidung wurde mir schließlich abgenommen, als die Schwester mit dem ersten Infusionsbeutel im Anmarsch war. Nun war es zu spät. Im Nachhinein bin ich mir nicht sicher, wie ich im Angesicht des späteren Haarausfalls reagiert hätte. Aber mit 30 oder 40 Prozent Haaren am Kopf hätte ich ebenso auf keine Kopfbedeckung verzichten können. Das Tiefkühlen meiner Hände und Füße basierte übrigens auf dem gleichen Prinzip, war jedoch leichter zu ertragen als die stundenlange Kälte auf dem Kopf.

Es dauerte eine gewisse Zeit, bis ich mich ohne Haare im Spiegel ansehen konnte. Ich wollte zunächst auch niemanden von der Familie mein haarloses Haupt zeigen. Ich war immer ein wenig eitel und darauf bedacht gewesen, wie ich auf andere wirke. Es war eine harte Herausforderung für mich und ich musste auf meine Eitelkeiten verzichten.

Es ist erstaunlich, wie anders man ohne Haare aussieht. Mit der Zeit konnte ich mich mit meinen Kopfbedeckungen halbwegs anfreunden. Meist trug ich die Haube, die ich nach der 1. Chemo vorsichtshalber im Krankenhausfriseursalon gekauft hatte. Da zu dieser Zeit gerade Winter war, hatte ich im Freien oder beim Einkaufen stets eine Mütze auf. So bemerkten viele Leute zunächst meine Erkrankung gar nicht.

Die Perücke, die ich ja bereits vor dem Haarausfall gekauft hatte, wurde nie wirklich mein Freund, obwohl es eine sehr schöne war, mir gutstand und zudem sehr echt aussah. Zu gewissen Anlässen oder wenn ich Lust und Laune hatte, war ich dennoch froh, eine entsprechende Perücke zu haben.

Als schließlich 4-5 Wochen nach der letzten Chemo die ersten Haare wieder zu sprießen begannen, war dies ein unglaubliches Gefühl. Wie erwartet ging mir das Wachsen wie so manch anderes zu langsam. Als sie dann auch noch grau nachkamen, hatte ich schon daran zu knabbern und ein Problem mich damit anzufreunden. Mit Brille und dem raspelkurzen Haar sah ich aus wie eine intellektuelle Umweltaktivistin (Zitat mein Mann).

An bestimmten Körperteilen war das Ausfallen der Haare sogar recht praktisch. Ich musste mich monatelang nicht rasieren, ein kleiner positiver Nebeneffekt. So glatte Beine hatte ich seit meiner Kindheit nicht mehr.

Meine Wimpern und Augenbrauen wuchsen recht schnell und dicht nach. Das freute mich sehr. Wenn man keine Wimpern mehr hat, merkt man erst, wofür diese gut sind. Wind, Staub und tränende Augen machten mir zu schaffen, als der Wimpernkranz verschwunden war. Meine Kontaktlinsen vertrug ich gar nicht mehr. Außerdem sieht man gleich wieder viel gesünder aus. Ich weiß, dass dies alles Äußerlichkeiten sind, dennoch tragen sie viel zum eigenen Wohlgefühl bei und das braucht man dringendst in dieser doch sehr besonderen Zeit!

Ich freute mich schon auf den 1. Friseurbesuch und eine coole Kurzhaarfrisur und außerdem: ein neuer Look hat auch etwas Aufregendes. Etwas, das man im Normalfall vielleicht nie wagen würde.

Hilfe, es brennt!

Wenn ich früher in Zeitschriften von Hitzewallungen gelesen hatte, hat es mich weder besonders interessiert noch hätte ich mir träumen lassen, wie intensiv diese Anwandlungen sein könnten. Unglaublich kann ich nur sagen. Ich bin nämlich ein Mensch dem meistens zu kalt ist, das liegt wahrscheinlich unter anderem auch am geringen Fettanteil. Ich möchte behaupten, dass ich während sämtlicher Behandlungen - von den Operationen angefangen bis hin zur Chemotherapie - wirklich sehr tapfer und nicht sehr wehleidig war. Und wenn man dann glaubt, das Schlimmste sei vorbei, kommt es wieder dick daher. Ich hatte letzten Sommer schon Erfahrungen mit Hitzeattacken gemacht, aber diese waren im Nachhinein ein Klacks gegen jene, die ca. 14 Tage nach der letzten Chemo über mich hereinbrachen.

Ich hatte oft das Gefühl, ich stünde wahrhaftig in Flammen. Zuerst waren die Abstände im 1-2 Stundentakt, später dann sogar teilweise halbstündlich. Ich, die weder beim Wandern noch beim Saunieren ins Schwitzen geriet, kam jetzt gar nicht mehr heraus. Mein Wärmehaushalt war komplett durcheinander, entweder war mir zu heiß oder zu kalt, selten hatte ich ein angenehmes Temperaturempfinden. Sämtliche Hilfsmittel gegen diese Tortur wurden gegoogelt. Da ich nichts Hormonelles einnehmen durfte, gab es nicht wirklich etwas Effektives.

Ich versuchte Vieles: von Salbei in jeglicher Form, hormonfreie Tabletten, wenig würzen, keine wärmenden Lebensmittel, Entspannung bis hin zur Funktionswäsche. Alles war letztendlich nur ein Tropfen auf dem heißen Stein.

Neben meinem Bett lagen ständig 2 T-Shirts zum Wechseln und ein kleines Handtuch bereit. Nach einiger Zeit konnte ich mich im Dunkeln umziehen, so routiniert wurde ich. Meine Frauenärztin empfahl mir einen sehr guten Akupunkteur am Wallersee bei Salzburg, ca. eineinhalb Stunden von uns entfernt. Da ich jedoch zu dieser Zeit jeden Tag zur Bestrahlung 3 Stunden Autofahrt auf mich nehmen musste, konnte und wollte ich nicht noch mehr Zeit aufbringen. Ich brauchte die Zeit für meine Familie, zum Ausruhen und Kräfte sammeln. Außerdem dachte ich stets, dieser Zustand könnte doch nicht mehr lange andauern, zumindest nicht in diesem Ausmaß. Meine behandelnde Ärztin auf der Strahlentherapie klärte mich darüber auf, dass ich nun nach ca. 3 Monaten erfahrungsgemäß den Höhepunkt der Intensität erlebte. Durch die Chemotherapie und anschließende Einnahme der täglichen Antihormontablette wurde ich nämlich brachial in den Wechsel versetzt. Die Produktion meiner

Hormone, insbesondere der Östrogene, wurde auf diesem Wege unterdrückt.

So schlimm die Chemotherapie mit allen Nebenwirkungen auch war, belasteten mich die Hitzewallungen beinahe noch mehr. Zwischen den 6 Chemos hatte ich immerhin viele gute Tage, an denen ich recht fit war und mich ganz wohl fühlte. Nun aber gab es keine Pausen mehr dazwischen. Jacke an, Jacke aus, ich war ständig im Zwiebellook gekleidet. Denn nach jeder Wallung kam das anschließende Frösteln, der kalte Schweiß auf meiner Haut, der sehr unangenehm war. Noch dazu hatte ich ständig Sorge, dass ich mich erkälten könnte. Wenn ein kühles Lüftchen wehte traute ich mich kaum noch spazieren zu gehen. Natürlich waren dadurch auch die Nächte sehr unruhig und ich fühlte mich nie wirklich erholt und ausgeruht.

Die Strahlentherapie

Ungefähr 6 Wochen nach der letzten Chemo startete ich mit der Bestrahlung. Meine Annahme, dass nur punktuell bestrahlt werde, musste ich nach dem Aufklärungsgespräch revidieren. Durch den Lymphknotenbefall sollte weitflächiger bestrahlt werden. Oje! Wenn dir die Ärzte die Statistik vorlegen, um wieviel Prozent eine derartige Therapie an den Anschluss der Chemo das Rezidivrisiko minimieren könnte, glaube ich, dass sich doch die meisten Patientinnen dafür entscheiden.

Zu Beginn schreckte mich die Dauer der 6-wöchigen Therapie sehr. Jeden Tag die lange Fahrt in die Klinik, nur am Wochenende Pause. Mein Wunsch, die Bestrahlungen vormittags durchzuführen, wurde mir gewährt. Tatsache war, dass mir diese neue Routine sehr guttat. Nun hatte auch ich wieder einen Rhythmus. Ich musste früh aufstehen und mich ausgehtauglich anziehen (Jogginghose und Leggins ade). Die Kinder gingen zur Schule, mein Mann ins Büro und ich wurde kurz darauf vom Fahrer des Patiententaxis abgeholt. Ich kenne heute die Lebensgeschichten sämtlicher Fahrer, nein ganz so schlimm war es nicht, im Gegenteil: es war sehr unterhaltsam. Die Fahrt verging sehr schnell und ich bekam viele interessante Geschichten zu hören. Taxifahrer haben so einiges erlebt. Auf der Rückfahrt lehnte ich mich meist gemütlich zurück und schloss die Augen.

In Woche 3 von 6 spitzte sich die Coronakrise massiv zu, die Angst vor dem Virus Covid-19 war groß, jenem Virus, das die ganze Welt in Aufruhr versetzte. Ich hoffte sehr, dass niemand von unserer Familie und somit auch ich in häusliche Quarantäne müsste und auch, dass der Klinikalltag in der Strahlenambulanz aufrechterhalten bliebe. Es war schon ein sehr eigentümliches Gefühl, als das gesamte Personal plötzlich Abstand hielt und mit Mundschutz ausgestattet war. Auch die gespenstische Leere, die Ruhe auf dem Flur, das Fiebermessen und das Wachpersonal an den Eingängen waren etwas beängstigend. Trotz all den Vorschriften und Vorsichtsmaßnahmen waren die Ärzte und das Pflegepersonal stets sehr freundlich und kompetent.

Nun war wieder mein Mann als Chauffeur gefragt. Wir beschlossen nach der 3. Woche aus Sicherheitsgründen auf das Patiententaxi zu verzichten. Er nahm sich vormittags Pflegeurlaub und brachte mich täglich zur Bestrahlung, worüber ich sehr froh war.

Die Kinder waren daheim, da die Schulen geschlossen hatten. Das soziale Leben spielte sich hauptsächlich zuhause ab. Obwohl absoluter Ausnahmezustand herrschte, genoss ich diese Zeit interessanterweise sehr. Die Kinder lernten, wir spielten, turnten und aßen gemeinsam. Mein Mann machte wahrlich Großeinkäufe, unsere Burschen leerten den Kühlschrank in Windeseile. Essen war zu dieser Zeit das absolute tägliche Highlight. Als Familie waren diese Wochen eine sehr intensive Zeit. Wir werden sie genau wie meine Erkrankung nie vergessen.

Als sich das Ende der Bestrahlung näherte, war ich dennoch sehr froh. Mir war im Vorfeld nicht bewusst, dass eine Strahlentherapie doch sehr anstrengend ist und etliche Nebenwirkungen hervorruft. Zeitweilige Schluckbeschwerden machten mir zu schaffen, wobei mir das Zergehen eines Löffels Olivenöl im Mund sehr gut half. Dies ist eine gesunde und einfache Hilfestellung. Außerdem hatte ich zwischendurch immer wieder Verschlechterungen des Blutbildes, die Leukozytenzahl war sehr gering. Daher musste ich umso mehr darauf achten, mir keinen Infekt zuzuziehen.

Auch die Haut zeigte sich nach der Halbzeit etwas beleidigt. Sie wurde trocken, rot und juckte. Der Tipp vom Personal, die Hautpartie unbedingt trocken zu halten, erzeugte ein Schmunzeln bei mir, siehe Schweißausbrüche. Ich habe von meiner Schwester ein tolles Regenerationsöl speziell für die Anwendung während und nach einer Strahlentherapie zum Schmieren bekommen und dieses sehr häufig angewendet. Meine Operationsnarbe war nach 6 Wochen Bestrahlung viel empfindlicher geworden und auch nicht mehr so elastisch wie vorher. Daher ist es umso wichtiger, die Brust regelmäßig einzuschmieren. Auch nach der Bestrahlungszeit, besonders danach und sogar heute noch schmiere ich fleißig mit zwei sehr guten Lymphsalben, um die Haut geschmeidig zu halten und den Abfluss zu fördern.

Das Gefühl auf der Bestrahlungsliege, wenn der Kopf mit einer Hartplastik fixiert ist, die Linien auf der Brust ständig nachgezeichnet werden und die Bestrahlungsgeräte wie Drohnen oder Ufos über dir kreisen, vergisst man auch nicht so schnell. Zuhause war mein Mann der Malermeister, der beinahe jeden 2. Tag die verblassenden Markierungen auf der Haut auffrischte. Während der ca. viertelstündigen Behandlung machte ich oft autogenes Training oder erinnerte mich an etwas Schönes und ruckzuck war die Zeit vorbei. Plötzlich war auch diese Etappe geschafft, ein weiterer Abschnitt meines Projekts zum gesund werden und bleiben.

Am letzten Tag der Strahlenbehandlung Anfang April feierten wir 5 bei einem guten Abendessen mit meiner wachsenden Haarpracht.

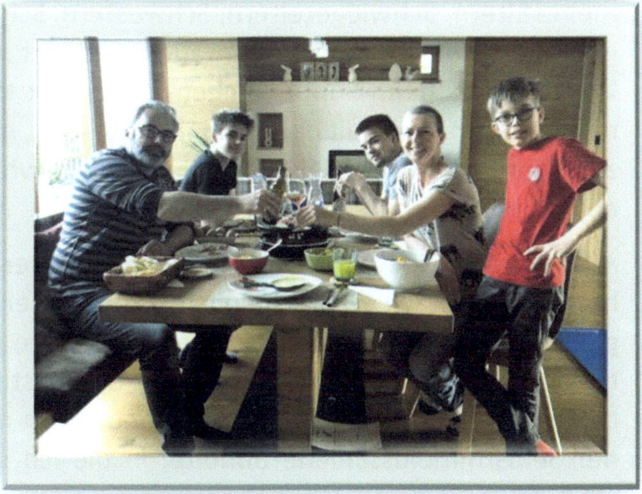

Letzter Tag Bestrahlung 👍

Familienbande

Ich habe sehr viel Glück, weil ich eine große Familie habe, die mich speziell in dieser schwierigen Zeit so großartig unterstützt hat und es auch weiterhin tut:

meine Eltern, Schwiegereltern, Schwestern, Schwägerinnen plus Anhang, jeder auf seine Art und Weise, sei es beim Suppe kochen, bevorzugt Hühnersuppe, im Haushalt helfen, Kinder abholen, mich zur Therapie fahren, liebevolle Geschenke, whatsapp oder Telefonate und noch vieles mehr.

Allen voran jedoch mein Mann, der mir immer zuhörte, obwohl ich wahrscheinlich ständig über die gleichen Dinge lamentierte, der mich tröstete und mich aufmunterte, obwohl ihm selbst oft angst und bange war, der mich auch immer wieder von meiner Selbstmitleidsschiene abholte, in die ich sehr oft hineinschlitterte. Wir haben zu dieser Zeit sehr viel miteinander geredet, und uns auch manchmal ohne Worte nur gegenseitig tröstend im Arm gehalten. Selbstredend ist es für den Partner auch eine sehr schwierige Zeit. Neben der Angst und Sorge kommt noch zusätzlich die ständige Präsenz der Krankheit hinzu. Es ist nämlich so, dass der Krebs so viel Raum einnimmt und es somit sehr, sehr wenig Platz für andere Dinge gibt. Es dreht sich alles um das eine. Das hat mir zuweilen so zugesetzt, dass ich in meinem Umfeld manchmal ganz bewusst andere

Themen angeschnitten habe. Ich wollte endlich mal etwas anderes hören, auch wenn es nur Klatsch und Tratsch war.

Zudem hat mich mein Mann zu jeder Voruntersuchung, Besprechung, beiden Operationen und zu den 6 Chemos begleitet, und dies bei immerhin 3 Stunden Fahrzeit hin und retour. Es ist unwahrscheinlich hilfreich, wenn in einer so schwierigen Lebensphase ein lieber vertrauter Mensch, im besten Falle dein Mann, an deiner Seite ist. Manchmal, besonders am Anfang war ich nämlich so durch den Wind, dass ich in der Klinik wahrscheinlich nicht immer das richtige Stockwerk für die Untersuchungen gefunden hätte (mein Orientierungssinn ist auch im Normalfall nicht sehr ausgeprägt ☺).

Die mitleidsvollen Blicke meiner Umgebung waren nicht immer leicht zu ertragen für mich. Jeder wollte nur mein Bestes und sorgte sich sehr um mich. Besonders, wenn ich an meine Eltern dachte, wurde mein Herz oft schwer. Für Eltern ist es natürlich sehr hart, wenn das eigene Kind an einer ernsthaften Krankheit leidet.

Unsere 3 boys möchte ich auf keinen Fall zu erwähnen vergessen. Kinder helfen dir in dieser Zeit sehr. Du bist durch sie in den Alltag weiterhin eingebunden, so gut es eben möglich ist. Es müssen Pausenbrote gemacht und Hausübungen kontrolliert werden. Die Burschen haben weiterhin ständig Hunger und streiten sich trotz der Umstände so manches Mal, vielleicht etwas leiser. Dass jedes Kind anders mit der Krankheit eines Elternteils umgeht ist normal. Je nach Charakter, Alter und auch nach der derzeitigen Gemütsverfassung. Mir war immer sehr wichtig, ihnen so offen wie möglich mit meiner Erkrankung zu begegnen. Heimlichtuerei oder Schweigen ruft meist nur noch mehr Ängste und Unsicherheit hervor. Dies habe ich bemerkt, als ich mich zu Beginn oft zurückgezogen und sehr viel heimlich telefoniert hatte. Da hat besonders unser Jüngster sofort begriffen, dass etwas nicht in Ordnung war. Ich denke, wir haben die Umstände bisher ganz gut gemeistert, und zudem bin ich sicher, dass das Erlebte unsere Kinder nicht negativ geprägt hat, sondern sie auch lernen mussten, mit Widrigkeiten des Lebens umzugehen, Rücksicht zu nehmen und zusammenzuhalten, sowie die Erfahrung zu machen, dass das Leben kein Wunschkonzert ist (Zitat mein Mann) und leider auch nicht immer fair.

Ich bin sehr stolz auf sie!! Wir haben tolle und starke Kinder.

Die große Frage nach dem Warum

Es war für mich nicht einfach, mich aus der Opferrolle zu befreien.

Warum Ich? Ist das nicht ungerecht? Ständig dieses Hinterfragen. Jemand sagte einmal zu mir: „Warum nicht du?“ Auch irgendwie wahr, warum sollte immer alles Unglück an einem vorbeigehen und nur die anderen treffen. Meine Schwiegermutter sagte zu Beginn zu mir: „Sylvia, wir hatten so viele schöne Zeiten und Jahre, jetzt kommt eben leider eine schwierige Zeit für uns alle, da müssen wir zusammenhalten.“ Und das haben wir getan!

Ich muss offen zugeben, dass ich sehr mit meiner Erkrankung gehadert habe und noch immer nicht davon gefeit bin, aber ich arbeite daran. Ich weiß nämlich, dass dies nicht förderlich ist und meiner Genesung im Weg steht.

Mein behandelnder Arzt sagte zu mir: „Sie sind nicht schuld, Sie haben nichts falsch gemacht.“ Ich wusste das natürlich, ich habe mir ja nichts zu Schulden kommen lassen. Dennoch sucht man verzweifelt nach dem **WARUM**:

Ist es der böse Zucker oder die vielen Kohlenhydrate, generell unsere teils belasteten Nahrungsmittel? Sind es die Mobilfunkstrahlen oder andere geopathische Einflüsse? Oder etwa die Hormone, das zu viele Grübeln und sich Sorgen machen, meine häufige innere Unruhe? So kreisten meine Gedanken unaufhaltsam und ich wurde nicht wirklich klüger. Im Endeffekt ist es wahrscheinlich ein Zusammenspiel aus vielen Faktoren. Irgendwann ist das Glas mehr als voll, es geht über und die Entgleisung beginnt. Dann braucht es nur mehr eine Zündung, einen Auslöser, die Zellen entarten und der Krebs setzt sich fest.

Ich war immer der Ansicht, meinen Körper recht gut zu kennen, und plötzlich hatte ich das Vertrauen in ihn und mein Gespür verloren. Wie sollte ich nach der Erkrankung und den Therapien weitermachen? Was und wie kann ich etwas verändern? Muss ich den Schlafplatz austesten, zum Psychologen, zur Familienaufstellung gehen? Darf ich gar nichts Süßes mehr essen, kein rotes Fleisch? Kann ich noch Haare färben, unbedenklich Kosmetika und Sonnencremes anwenden? Wo überall sind Hormone versteckt? Die Apps auf meinem Handy (ist das auch bedenklich mit seinem Strahlungswert?) mehrten sich: Apps, mit denen ich böse Inhaltsstoffe ausfindig machen konnte. FAZIT: es bleibt nicht mehr viel übrig.

In meinem Kopf schwirrte es wie in einem Bienenstock. Es war fürchterlich anstrengend! Damit ich nicht kontraproduktiv handelte, stellte ich mir folgende Frage: Soll ich mir bereits während der

Therapie begleitend Unterstützung holen oder erst nachher Wiederaufbau betreiben?

Hinzu kamen gut gemeinte Ratschläge meiner Umgebung. Jeder kennt irgendwen, der bereits Erfahrungen gesammelt hat und gute Tipps abgeben könnte. Und dann ist da natürlich noch das liebe Internet. Die bekannte Frage, ob Fluch oder Segen, ist durchaus berechtigt. Von Beginn an versuchte ich, so wenig wie möglich zu googeln. Immer habe ich es nicht geschafft. Es gibt auch einige wertvolle Plattformen mit guten Tipps, die sehr hilfreich sein können. Bereits vor der genauen Diagnose zu recherchieren, vermied ich allerdings gänzlich, um meine Angst nicht noch zusätzlich zu schüren. Dies kann ich nur empfehlen!

Irgendwann muss man die für sich geeignete Linie finden. Was für andere Patienten gut ist, muss für dich nicht unbedingt passen oder stimmig sein. Es braucht jedoch eine gewisse Zeit, bis du das Gespür, was für dich gut ist, findest. Es ist nicht einfach, aus dem ganzen Wirrwarr seine eigenen Hilfestellungen herauszufiltern. Es ist nämlich durchaus verführerisch, alles, was einem nur irgendwie helfen könnte durch diese schwierige Zeit zu kommen, aufzusaugen und anwenden zu wollen.

Ich denke, ich habe für mich die passende Begleitung und Unterstützung gefunden und daran möchte ich festhalten. Das Hadern ist weniger geworden, diese unlösbare Frage nach dem Warum. Es bringt mich nicht weiter, im Gegenteil, man steckt fest und das will ich nicht.

Was ich jedoch beibehalten möchte, ist die Achtsamkeit und das Aussortieren von Dingen, die mir meines Erachtens nach nicht guttun. Zudem möchte ich meine selbstbeobachtende Sorge lieber in eine Selbstfürsorge umwandeln, meine Bedürfnisse erkennen und entsprechend darauf reagieren.

Ein ganzes Jahr

Es ist schnell vergangen, dieses besondere Jahr, obwohl ich manchmal das Gefühl hatte, die Zeit stehe still. Eine Zeit lang habe ich nur funktioniert, habe vieles einfach hingenommen, über mich ergehen lassen. Ich befand mich besonders zu Beginn in einer Art Warteschleife, in Erwartung darauf, dass alles wieder besser und normaler werde. Leider merkt man oft nicht, wie schön die Normalität ist, bis sie einem genommen wird.

Ein Jahr voller Erlebnisse, auch vieler guter:

- der Maturaball unseres Ältesten im Oktober, einen Tag nach der „Chemo-Diagnose“. Irgendwie hätte ich mir diesen Abend anders vorgestellt – unbeschwerter. Dennoch habe ich ihn, so gut es unter diesen Umständen eben möglich war, genießen können. Es war so schön, mitanzusehen, mit welcher Freude und Begeisterung und mit welchem Einsatz die Jugendlichen ihren Ball gestaltet und genossen haben. Es war einfach perfekt.

- das 1. Weihnachtsfest mit Perücke inmitten meiner Familie. Ich habe mir dieses Jahr extra viel Mühe mit einer stimmungsvollen Weihnachtsdekoration gegeben, um es uns besonders gemütlich zu machen. Anschließend Silvester im kleinsten Kreis bei meiner Schwester, vier Tage nach meiner 5. Chemo.

Es ging mir recht gut, und wir hatten einen sehr netten ungezwungenen Abend. Der Neujahrswunsch mit dem obligatorischen „bleib gesund“ gewann eine ganz neue Bedeutung und machte mich schon sehr sentimental.

- die Maturafeier unseres Ältesten: ich war so stolz auf ihn und auch auf mich, die ich mich überwunden hatte, als Elternvertreterin an der Schule eine Rede zu halten. Im Mittelpunkt zu stehen, noch dazu mit meinem neuen für jeden ungewohnten Look, war schon sehr herausfordernd.

- die runden Geburtstage meiner Eltern und meiner Schwiegermutter, die anders als geplant im kleinen Familienkreis stattgefunden hatten, teils wegen mir, teils wegen Corona. Es war um nichts schlechter als in großer Gesellschaft.

- mein erster Besuch am Weißensee in Kärnten, einem Naturjuwel mit sanftem Tourismus. Die paar Tage waren Balsam für meine Seele. Der stille See, die Karibik der Alpen genannt, war pure Entspannung für mich. Die Gastfreundlichkeit der Familie und das intensive Erleben der Natur. Wir beschlossen bereits bei der Heimfahrt, bald wiederzukommen. Wir haben ein Foto vom See auf Leinen vergrößert und in unser Schlafzimmer gehängt. So kann ich die Zeit bis dahin gut überbrücken ☺.

- die Hochzeit meiner Schwester im Sommer, die ebenfalls sehr emotional war, insbesondere, als sie für ihren Mann ´´zam oid wearn“ (zusammen alt werden) gesungen hatte. Ein Traumlied, das für mich ein intensives Lebensgefühl und sehr starke Emotionen verkörpert. Da kamen mir die Tränen. Ich blickte zu meinem eigenen Mann und wünschte mir dies ebenso aus ganzem Herzen. Dass dies nicht selbstverständlich ist, habe ich leider erfahren müssen. Sogar jetzt, wenn ich daran denke und jedes Mal, wenn ich es höre, was ich sehr oft tue, berührt es mich von Neuem.

- mein Mann überraschte mich und erfüllte mir einen großen Wunsch: Karten für Jedermann am Domplatz in Salzburg mit Tobias Moretti plus Übernachtung. Wir genossen die gemeinsame Zeit sehr. Alles war perfekt, vom Wetter angefangen bis zum nächsten Tag, an dem wir noch einen Abstecher zum Mattsee machten.

- last but not least der 40. Geburtstag meiner jüngeren Schwester. Wir 3 Schwestern haben mit unseren Partnern ein Wochenende im Salzburgerland verbracht. Wir haben gefeiert, geschlemmt, gefaulenzt und eine unbeschwerte Zeit miteinander verbracht.

So viele schöne Erlebnisse, die es wert sind, am Leben zu sein. Mir ist wieder bewusst geworden, wieviel das Leben bereithält und welch feine Menschen mich umgeben. Ich habe auf fast nichts verzichten müssen, außer auf die Leichtigkeit und die Sicherheit, in der ich mich zu wiegen glaubte.

Das Leben kann so schön sein, stellt uns aber vor so manche Herausforderung, die es dann zu meistern gilt, ob man es sich zutraut oder nicht. Manchmal erwischt es einen eben eiskalt. In meinem Fall habe ich Vieles sehr gut gemeistert. Ich bin stolz auf mich. Es war mir eine große Hilfe, dass ich bereits vor meiner Erkrankung bewusst gelebt hatte und daher die notwendigen Behandlungen gut überstand. Mein Körper hat fleißig mitgearbeitet, obwohl ihm sehr viel zugemutet worden ist. Dafür bin ich dankbar. Jetzt gebe ich ihm einiges zurück und schau gut auf ihn, mit Ernährung, Bewegung und auch den notwendigen Ruhephasen.

Ich habe meine Arbeitsstelle im Büro gekündigt. Meine Chefin, die mir in all den Jahren nicht nur Vorgesetzte sondern auch Vertraute gewesen war, tritt ihren Ruhestand an. Es fühlte sich so an, als wäre diese Ära für mich vorbei. Ich weiß nicht, ob diese Entscheidung in der derzeitigen, von Corona geprägten Wirtschafts- und der daraus resultierenden Arbeitsmarktlage vernünftig ist. Dennoch vertraue ich darauf, dass sie für mich die Richtige ist. Ich möchte gerne offen und frei sein für einige Dinge, die ich schon länger im Kopf habe.

Es war ein hartes, aber zugleich auch schönes Jahr. Ich habe erlebt, wie Familie und enge Freunde zusammenhalten. Wie man sich gegenseitig hilft und unterstützt. Wie man Mitgefühl hat und sich für- und miteinander freut. Wie man von seinem Kurs abweichen und neue Wege beschreiten muss. Wie man sich mit Dingen, die man sich nie hätte vorstellen können, auseinandersetzen muss.

Das ist das Leben.

Hier einige schöne Momente in Bildern:

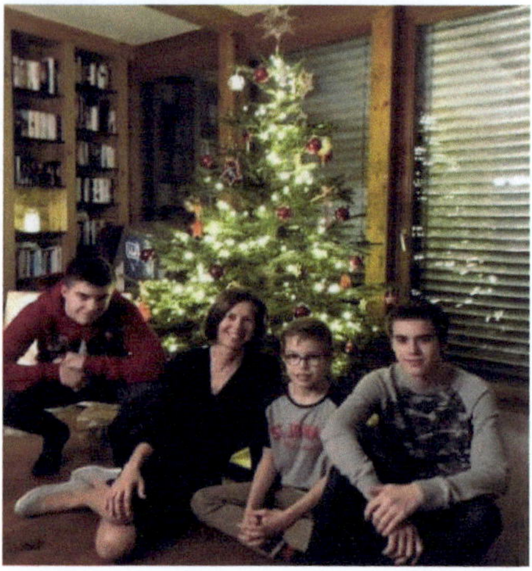

Weihnachten 🎄 mit Perücke 2019

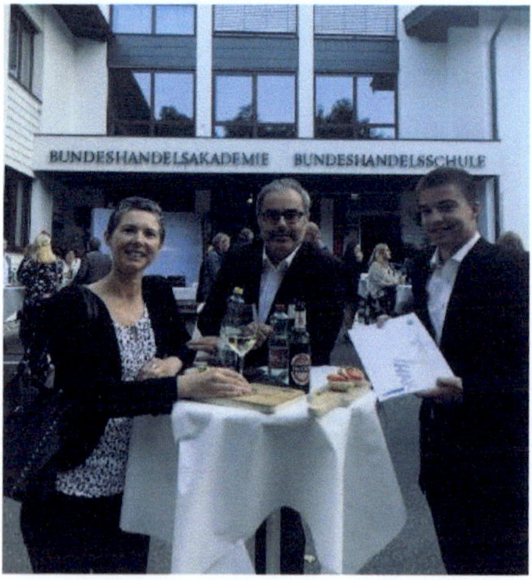

Maturafeier Juni 2020

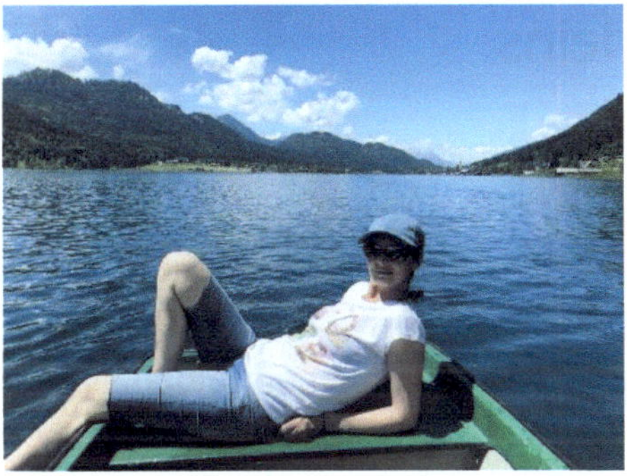

Weißensee Kärnten Juni 2020

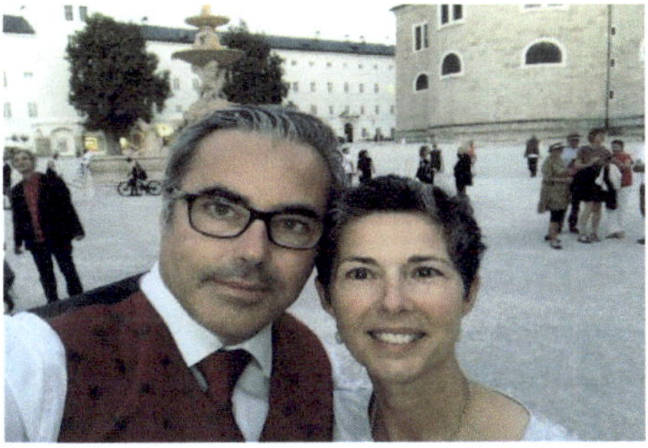

Jedermann am Domplatz August 2020

Helferleins

Ich glaube, nein ich bin überzeugt davon, dieses Kapitel wird das längste. Es kann ohne weiteres sein, dass es Wiederholungen beinhaltet. Außerdem neige ich dazu, ab- oder auszuschweifen. Es ist mir jedoch sehr wichtig, noch einmal alles aufzuzählen, was mir geholfen bzw. anderen helfen könnte, sich selbst gut zu begleiten. Nicht nur während der Krankheit, sondern auch danach. Davon gibt es nämlich sehr, sehr viel, eine wahre Schatzkiste.

➢ **Familie und Freunde**

In allererster Linie natürlich meine Familie, die ich im Kapitel Familienbande bereits ausführlich erwähnt habe. Aber auch liebevolle Aufmerksamkeiten von Freunden und Bekannten, die mich wahnsinnig gefreut haben. Da wäre zum Beispiel eine Freundin, die mich jeden Montagvormittag angerufen hat. Dieses Telefonat war ein wöchentlicher Fixpunkt für uns beide. Sie meinte: „Ich ruf einfach an, ob du reden willst oder nicht, überlasse ich dir.“ Danke Petra für deine Hartnäckigkeit.

Oder das Päckchen mit einer persönlichen Karte und einem wunderschönen Bilderrahmen für ein Familienfoto, das ich von einer ehemaligen

Lehrerin, die zugleich die Direktorin unseres Sohnes war, bekommen habe.

Oder ein riesiges Weihnachtspaket von meiner Chefin und den Kollegen, gefüllt mit gesunden Tees und noch einigen anderen schönen Dingen, die mir die Adventszeit versüßt haben.

Oder Besuche und kleine Spaziergänge mit Freunden, Verwandten und auch Nachbarn.

Es gab ganz viele Kleinigkeiten, die mich spüren ließen, dass jemand an mich denkt.

➢ Schulmedizin

Ohne jegliche Schulmedizin, das wäre für mich kein Weg gewesen, obwohl ich natürlich Angst vor der Chemo usw. hatte und auch bekanntlich kein Freund von Chemie bin. Dennoch hatte ich Angst und Bedenken vor den möglichen Folgen, sollte ich die Behandlungen nicht über mich ergehen lassen. Begleitend und als Wiederaufbau ist die alternative Medizin jedoch ein absolutes Muss für mich. Ich fühlte mich in der Klinik stets gut betreut und möchte hier besonders meinen Arzt und Schwester Barbara hervorheben. Eine Krankenschwester, die eigens für Krebspatientinnen zuständig ist. Mit ihrer Herzlichkeit samt süßem Herzerlpolster und den gehäkelten Chemomützen hat sie mich aufgemuntert und mir Hoffnung gegeben. Toll, dass es solche Menschen gibt! Auch meine Hausärztin plus ihre Assistentin haben mich während der Therapie und den wöchentlichen Blutabnahmen sehr gut betreut. Meine Frauenärztin, die den Tumor entdeckt und mich rechtzeitig weitergeleitet hatte, erkundigte sich regelmäßig nach meinem Befinden und schickte mir sogar eine liebe aufmunternde Weihnachtskarte, worüber ich mich sehr freute.

➢ Alternativ-/Komplementärmedizin

Bowen-Tech: Über den Vorgesetzten meines Mannes bin ich auf eine Massage- und Energiepraxis aufmerksam geworden. Dort wurde ich nach den Operationen und während der Chemotherapie mit Bowen-Tech begleitet. Dies ist eine Grifftechnik, die den Körper harmonisiert, ausgleicht und zudem die Selbstheilungskräfte anregt. Meine 2 Schwägerinnen wechselten sich ab und fuhren mich als Begleitung und Chauffeur wöchentlich dorthin. Ich bin überzeugt, dass diese Therapie mich sehr gut unterstützt hat.

Heilpraktik: eine ortsansässige Heilpraktikerin und zugleich psychologische Beraterin hat mich während der Chemotherapie sehr gut begleitet, sowohl in Gesprächen als auch körperlich. Insbesondere mit Mitteln, die meine Schleimhäute und die Leber schützten. Sie hat viel Erfahrung mit Brustkrebspatientinnen und war mir durch ihre Kenntnisse und ihre bodenständige und verständnisvolle Art eine sehr große Hilfe.

Akupunktur: wird auch seitens der Klinik angeraten. Mir hat Akupunktur, meine Hitzewallungen betreffend, leider nicht wirklich weitergeholfen. Es war einen Versuch wert, immerhin gibt es gute Erfolge zu verzeichnen. Meine TCM-Ärztin bemühte sich redlich, gab mir viele gute Tipps und ein ganz, ganz tolles Buch „Wertvoll essen und leben“. Allein schon des Buches wegen hat sich der Besuch gelohnt. Ein Buch mit vielen Ernährungstipps, Rezepten und schönen Weisheiten. Dieses Buch ist für jedermann ein wertvoller Begleiter.

Ärztin meines Vertrauens: eine sehr kluge Frau, die unsere ganze Familie bereits jahrelang betreut und mit der ich nach den schulmedizinischen Behandlungen gemeinsam Wiederaufbau betrieben habe. Von Narkose ausleiten über Entgiftung der Leber bis hin zu entzündungshemmenden Präparaten. Ich wurde optimal versorgt und habe somit meinen Körper und mein Immunsystem wieder gut aufgebaut und gestärkt. Ich bin überzeugt, ein starkes

Immunsystem und eine stabile Psyche sind ausschlaggebend zur Gesunderhaltung. Ich nehme auch täglich ein Pulver ein, das aus 7 bitteren Kräutern besteht und Leber und Darm entlastet. Meine Ärztin war und ist sehr ehrlich zu mir, manchmal sogar streng, z.B. den Zuckerkonsum betreffend. Dass Zucker und zu viele Kohlenhydrate im Allgemeinen und im Besonderen bei Krebserkrankungen nicht ideal sind, ist bekannt. Es fällt mir nicht leicht, auf meine Süßigkeiten ganz zu verzichten. Ein Stückchen Bitterschoko oder einen selbstgemachten Kuchen gönne ich mir schon hin und wieder. Im Großen und Ganzen bin ich jedoch sehr diszipliniert, auch weil ich spüre, dass weniger Süßigkeiten und Brotmahlzeiten meinem Magen und Darm ebenso guttun.

➢ Psychoonkologische Betreuung

Soweit ich informiert bin, gibt es in jedem Bezirk die Möglichkeit, ein solches Angebot zu nutzen. Eine Initiative der österreichischen Krebshilfe, die man sowohl als Betroffener als auch als Angehöriger kostenlos in Anspruch nehmen kann. Ich kann dies nur empfehlen. Die Betreuung ist eine sehr gute Anlaufstelle für sämtliche Fragen und Probleme, von Nebenwirkungen der Therapie angefangen über arbeitsrechtliche Angelegenheiten, eventuell benötigter Hilfe im Haushalt bis hin zu

Entspannungsübungen. Den Vorschlag, anschließend auf Reha zu gehen, lehnte ich ab. Ich konnte mich auch zuhause gut erholen und außerdem hätte ich es nicht wirklich genießen können, wieder mindestens 3 Wochen weg von meinem Zuhause zu sein. Meine Betreuerin schlug mir die Möglichkeit einer ambulanten Reha vor, hier war jedoch aufgrund von Corona die Wartezeit sehr lange. Aber es war mir wichtig, meine Lymphe zu entlasten und daher ging ich zur Lymphdrainage, um die Schwellungen an Armen und Beinen zu behandeln.

Ich habe eine tolle Betreuerin bekommen und nutze sie noch immer, solange ich die Möglichkeit dazu habe und den Wunsch verspüre. Zusätzlich bin ich ein paar Mal zu einer klinischen Psychologin gegangen – danke Inge für deine liebe und warmherzige Art. Unsere Gespräche haben mir sehr gutgetan. Es ist immer von Vorteil für besondere Lebenssituationen eine gute Adresse zu haben. Meine Kinesiologin, zu der ich ca. 2x im Jahr gehe, hat mich auch wieder gut ausbalanciert und mich mit ihrer Energie und positiven Ausstrahlung sehr aufgemuntert.

➢ Betroffene und Gleichgesinnte

Frauen, die ebenso mit einer Brustkrebsdiagnose konfrontiert sind, können natürlich am besten nachvollziehen und mitfühlen, wie es in einem aussieht. Ich habe 2 ganz tolle Frauen kennengelernt, zu denen ich noch Kontakt halte. Ein Austausch mit gegenseitigen Tipps und manchmal auch nur beiderseitigem Jammern ist sehr wertvoll.

Eine von den beiden ist die Schwester einer Bekannten, die zu Beginn angeboten hatte, mit mir telefonisch in Kontakt zu treten, wenn ich jemanden zum Reden bräuchte. Das hat mich sehr gefreut. Wir haben uns nie persönlich kennengelernt, dennoch hatte ich am Telefon sofort ein gutes und vertrautes Gefühl bei ihr. Wer weiß, vielleicht gibt es irgendwann ein persönliches Treffen, ich würde mich sehr darüber freuen.

- **Bewegung**

Yoga: Ich habe nach vielen Jahren Pause wieder begonnen, Yoga zu praktizieren. Was gibt es Lebendigeres und Schöneres als seinen Körper zu spüren? Ich mache gerne Sequenzen aus dem Internet, Mady Morrison ist mein absoluter Lieblingsyogi, außer meiner Schwester natürlich, die auch Yoga unterrichtet. Zu gewissen Zeiten oder unter besonderen Umständen ist es jedoch angenehmer, zuhause üben zu können. Ich habe bereits während der Chemo damit begonnen und es hat mir sehr gutgetan.

Qigong: Irgendwann, inmitten des ganzen Durcheinanders, besann ich mich plötzlich auf meine eigene Werkzeugkiste. Ich habe jahrelang eine kleine feine Gruppe geführt, in der wir gemeinsam Qigong und Entspannungstechniken geübt hatten. Und so begann ich, wieder meine Übungen zu machen. Am liebsten mache ich zurzeit die 6 Meridianübungen, meine ca. 10-minütige Lieblingsreihe. Ich praktiziere auch gerne Reiki-Selbstbehandlung. Hierbei legt man, am besten in liegender Position, die Hände nacheinander auf jeden seiner Körperteile, beginnend mit den Augen bis hin zu den Oberschenkeln. Zusätzlich wertschätzt man jeden Teil seines Körpers. Dies ist eine ganz feine und achtsame Technik, um zur Ruhe zu kommen.

Waldbaden: Diesen Begriff hat man in letzter Zeit sehr häufig gehört oder in Zeitschriften gelesen. Japanische Wissenschaftler haben entdeckt, dass der Aufenthalt und die Bewegung im Wald wie eine Art Aromatherapie wirken. Durch das Einatmen der ätherischen Öle, die die Bäume in die Luft abgeben, wird unser Immunsystem gestärkt. Unser Körper produziert aufgrund dieser Stoffe, Terpene genannt, verstärkt Killerzellen, die sogar gegen Krebs wirken sollen. Zudem werden Stresshormone abgebaut und die Vitalität gesteigert. Mein Mann scherzt manchmal, er würde mir irgendwann ein Baumhaus mitten im Wald bauen. Umsonst nicht mein Name: Silva – bedeutet, die aus dem Wald kommende. Sooft es mir möglich ist, mache ich daher einen Waldspaziergang, allein oder gerne auch in Begleitung.

➢ Meditationen und Fantasiereisen

Eine gute Basis zur Anregung der Selbstheilungskräfte ist Entspannung. Klingt einfach, ist es aber oft nicht. Gerade dann, wenn eine belastende Erkrankung aufs Gemüt schlägt, wird Entspannung zur Herausforderung. Der Körper und die Psyche befinden sich auf Sparflamme, sie haben genug mit dem Kampf gegen die Krankheit zu tun. Meditation fördert bekanntlich Ruhe und Harmonie, sowohl im Körper als auch im Kopf. Das permanente Gedankenkarussell wird kurz abgeschaltet, und es wird längerfristig eine bessere Kontrolle der Gedanken erzeugt. Und somit auch eine bessere Steuerung von Gefühlen, mehr Bewusstsein für den Körper und tiefere Regeneration. Wichtig ist, einfach damit anzufangen und dranzubleiben, auch wenn es nur eine Viertelstunde am Tag ist. Ich habe mir ein gutes Programm heruntergeladen, die 27 steps von Christian Huber, einem Mentalcoach vom Bodensee. Er arbeitet hauptsächlich mit dem Unterbewusstsein und dem Auseinandersetzen von

Ängsten, Selbstzweifeln und Blockaden. Das Ziel ist, negative Gefühle, Ängste oder unerwünschte starre Verhaltensmuster zu löschen und ein stärkeres Selbstbewusstsein aufzubauen. Dieses Programm ist etwas zeitintensiv, es lohnt sich meiner Meinung nach jedoch, denn man kann jeden Schritt, auch die Fantasiereisen und Meditationen jederzeit wieder hören, auch nach Beendigung der 27 steps. Manchmal starte ich mit der kurzen Morgenmeditation aus diesem Programm in den Tag.

- **Kochen**

Kochen war für mich stets eher ein Muss als ein Darf. Dank des tollen Buches meiner TCM-Ärztin habe ich so viele wunderbare und gesunde Rezepte, dass meine 4 Männer so manches Mal die Nase rümpfen, wenn ich wieder etwas Neues ausprobiere. Das stört mich jedoch nicht, ich habe mir angewöhnt, auch gerne für mich allein zu kochen. Ich bin Mitglied in einem TCM-Freundeskreis im Internet geworden. In dieser Gruppe werden von Anna, der Leiterin viele gute Tipps gegeben, sowohl Ernährung betreffend als auch andere Bereiche des Lebens. Ich liebe ihre Beiträge im Internet, in denen sie wichtige Themen wie z.B. die Wechseljahre, eine gesunde Mitte oder etwa die Stärkung der Abwehrkräfte behandelt. Sie erklärt so herzerfrischend und einfach, wie man sich mit gesunder Ernährung und selbst Gekochtem Gutes tun kann. Es macht mir sehr viel Spaß, mich damit zu beschäftigen. Meine Rezeptmappe wird immer dicker und dicker. Auch Kochen kann entspannend sein.

- **Musik**

Ich war an und für sich nie jemand, der viel Musik hörte. Dies hat sich nun geändert. Während der Chemogaben habe ich mich, wie bereits erwähnt, mit meinen Lieblingsliedern berieseln lassen. Später habe ich mir von meinen Jungs eine Playlist mit Liedern erstellen lassen, die ich nun sehr oft und gerne höre, manchmal richtig laut, wenn ich allein bin. Es gibt so viele Gute-Laune-Songs, die die Stimmung aufhellen können. Mein absolutes Lieblingslied ist derzeit „Leiwand" von der Gruppe Edmund. Dieses Lied wurde übrigens auch auf der Hochzeit meiner Schwester gesungen, und zwar von ihren Freundinnen vor dem Standesamt.

- **Lesen, lesen, lesen**

Ich bin ein Bücherwurm, schon immer gewesen. Unsere Regale quellen über. Ich liebe es, in eine andere Welt einzutauchen und eine Zeit lang alles zu vergessen. Es gibt für mich nichts Schöneres als ein

Buch in den Händen zu halten. Ich bin ein wenig altmodisch. Noch immer lese ich am liebsten in Buchform, obwohl mich mein Mann bereits öfters überreden wollte, mir einen Kindle zuzulegen. Ich kann mir schlecht vorstellen, dass jemand so gar kein Interesse am Lesen hat. Auch in Sachbüchern oder Ratgebern schmökere ich gerne. Meine Bücher haben mir auch in dieser Zeit sehr geholfen, mich abzulenken und die ewig gleichen Gedanken wenigstens eine Zeit lang zu unterbrechen.

- **Schreiben**

Ich bin mit meinem Buch gewachsen. Jene Dinge, die ich zu einem späteren Zeitpunkt geschrieben habe, hätte ich in den ersten Wochen und Monaten noch gänzlich anders gesehen. Meist wollte ich dieses Kapitel sowieso am liebsten gänzlich aus meinem Leben streichen. Das Niederschreiben meiner Erfahrungen und Erlebnisse hat mir sehr geholfen. Wenn ich nur nachdenke, drehen sich meine Gedanken im Kreis. Durch das Aufschreiben wird mein Denken klarer, es entlastet mich und verarbeitet zugleich. Ich sehe mich dann zugleich als Beobachterin und nicht nur als Betroffene. Körper und Seele hängen ja bekanntlich eng zusammen. Das heißt, wenn ich durch das Schreiben etwas für meine geistige Gesundheit tue, unterstütze ich damit zugleich meine körperliche. Ich habe zunächst alles mit der

Hand geschrieben. Dies hat eine andere Wirkung als zu tippen. Es aktiviert verschiedene Gehirnareale und fördert zudem die Kreativität. Es war jedoch gar nicht so einfach, aus den vielen losen Schmierzetteln alles herauszufiltern und zu gliedern. Ich schrieb nämlich überall. Es fiel mir zu den unterschiedlichsten Zeiten und Orten etwas ein, das ich in dieser Formulierung sonst sicher wieder vergessen hätte, wenn ich es nicht sofort notiert hätte. Die besten Einfälle hatte ich meistens im Bett, wo auch wie erwähnt meine Geschichte ihren Anfang genommen hatte. Ich kann jedem nur ans Herz legen, seine Gedanken, Sorgen und Gefühle auf Papier zu bringen. Man kann z. B. eine Dankbarkeitsliste schreiben oder alles notieren, was einen glücklich macht und sich so stärker bewusst werden wie viele Dinge sein Leben bereichern. Man kann sich ein schönes Notizbuch zulegen und darin immer wieder einige Zeilen schreiben, es muss ja nicht gleich ein Roman entstehen. Als Teenager haben auch viele von uns Tagebuch geschrieben, um Ereignisse und Gefühle zu verarbeiten und sich diese von der Seele zu schreiben.

Es ist mir völlig klar, dass all diese Dinge viel Zeit erfordern. Dies ist natürlich eine Herausforderung, besonders dann, wenn man wieder im Berufsleben steht. Dennoch sollte man unbedingt versuchen, sich regelmäßig etwas Gutes zu tun. Denn gibt es etwas Vernünftigeres als Zeit in sich selbst zu investieren?

Im Übrigen, man braucht nicht krank zu werden, um gut auf sich zu schauen und durch einige dieser Tätigkeiten seine Lebensfreude und sein Wohlbefinden zu steigern.

Wie geht's weiter ...

So manches Mal vermisse ich meine Arbeit und die Kollegen, besonders die Gewohnheit und das Gefühl, Teil einer Gemeinschaft zu sein. Dennoch bin ich froh, noch ein wenig länger im Krankenstand bleiben zu können. Ich liebe die Vormittage, die ich ganz für mich allein habe, wofür auch immer ich sie nutze: zum Schreiben, zum Rasten oder in Bewegung sein und für all die herzerwärmenden Tätigkeiten (ein Ausdruck meiner TCM-Lieblingsbloggerin Anna Reschreiter vom Freundeskreis), die ich beschrieben habe. Ich gönne mir die Zeit fürs Gesundwerden und zum Erholen. Mir ist kein bisschen langweilig, im Gegenteil, die Tage verfliegen meistens zu schnell. Wenn die Zeit reif ist und sich zudem die Coronakrise im nächsten Jahr hoffentlich irgendwann wieder entspannt haben wird, vertraue ich darauf, dass auch für mich wieder eine Aufgabe im Berufsleben bereitsteht.

Zurzeit mache ich einen Italienisch-Anfängerkurs und bin eifrig mit Lernen beschäftigt. Dies war schon lange mein Wunsch und endlich habe ich es angepackt. Es macht mir sehr viel Spaß und es tut gut, meine Gehirnzellen wieder anstrengen zu müssen. Meine 2 großen Jungs schütteln ihre Köpfe darüber, freiwillig diese Sprache zu lernen und auch noch dafür zu bezahlen.

Außerdem habe ich mich zu einer Lesepatenschaft in der Volksschule angemeldet und freue mich schon sehr darauf. Ich möchte meine Begeisterung für Bücher und das Lesen gerne teilen. Auch möchte ich nicht ausschließen, dass ich irgendwann wieder als Entspannungstrainerin arbeiten werde. Ich habe immer sehr gerne Qigong und Achtsamkeitsübungen in der Gruppe praktiziert. Zurzeit übe ich noch allein, mal sehen, was sich noch ergibt.

Manchmal fragen mich die Leute, ob ich mich durch die Erkrankung und all das Geschehene denn verändert hätte. Ich trinke immer noch gerne Cappuccino, halte mich bei Pralinen zurück und mache wieder jeden Freitag meinen Großeinkauf. Ich habe tatsächlich bis dato keinen Aperol getrunken. Ich habe meinen Schlafplatz austesten lassen und aufgrund einer Wasserader unser Bett umgestellt. Außerdem habe ich mir ein strahlungsarmes Handy zugelegt, als das alte seinen Geist aufgegeben hatte. Ich bin ruhiger geworden, habe mehr Interessen entwickelt und meine Lebensfreude- und Lust zurückgewonnen. Ich bin etwas sentimentaler als früher und nehme gewisse Dinge intensiver wahr. Man vergisst oft im Alltag, dass das Leben wertvoll und ein Geschenk ist und dass es nicht ewig dauert.

Auch mein Aussehen und mein Typ haben sich verändert. Als meine Haare länger wurden, war ich plötzlich ein Lockenkopf mit grauen Strähnen ☺. Ich bin neugierig, ob sich meine Haarstruktur wieder verändert. Die Locken sind bereits weniger geworden, eigentlich schade, ich hatte mich gerade daran gewöhnt, an diese praktische Frisur. So manches Mal sehe ich mir doch ein wenig wehmütig Fotos von früher an, auf denen ich noch glatte halblange Haare hatte. Und ich bin noch immer ein Leichtgewicht. Der Großteil der Frauen nimmt während einer Antihormontherapie einiges an Gewicht zu, ich jedoch nicht. Mein Stoffwechsel ist also nach wie vor derselbe.

Natürlich gibt es auch Tage, an denen ich nicht so viel Energie habe, mehr grüble oder sich negative Gedanken einschleichen. Besonders, wenn ich etwas gelesen oder gehört habe, das in Bezug auf meine Erkrankung nicht sehr positiv ist. Ich lasse diese Gedanken auch zu, sie sind ganz normal und zeugen nicht von mangelnder Stärke. Aber die guten Tage und die Zuversicht überwiegen eindeutig. Meine Hitzewallungen, die mich folglich schlecht schlafen lassen, verfolgen mich leider noch immer. Vielleicht sollte ich die lästigen Begleiter einfach akzeptieren und als einen Teil der Therapie ansehen. An manchen Tagen habe ich das Gefühl, es wird langsam ein bisschen leichter. Auch an den kleinen Gelenken spüre ich oft ein schmerzhaftes Ziehen. Dem versuche ich mit entsprechender Ernährung und Bewegung entgegenzuwirken. Ich habe mir auch angewöhnt, öfters ein Voll- oder Fußbad mit

Badenatron zu machen. Ich habe gehört, dies soll gut für die Gelenke und die Entgiftung sein. Die Antihormontherapie aufgrund dieser Nebenwirkungen abzubrechen kommt für mich nämlich nicht in Frage.

Obwohl es so viele Hilfestellungen gibt, ist vor allem Geduld ein wesentlicher Faktor beim Gesundwerden (eine absolute Herausforderung für mich). Meine Ärztin, die kluge Frau, sagte am Anfang zu mir, ich solle geduldig und zuversichtlich sein. Zuversicht ist die vertrauensvolle Gewissheit, dass sich die Dinge fügen werden, allen Widrigkeiten zum Trotz. Ich war so ungeduldig am Anfang, wollte nur, dass alles schnellstmöglich vorbei gehe. Eine Krankheit lehrt einen, sich in Geduld zu üben. Nach einer gewissen Zeit jedoch ist meiner Meinung nach Geduld allein zu wenig. Ich kann nicht erwarten, ohne mein Zutun Veränderungen oder Verbesserungen zu erreichen. Man muss sich auch anstrengen dafür, denn Er-folg folgt auf eine Anstrengung. Wie ihr hier lesen könnt, habe ich sehr viel an mir gearbeitet, körperlich aber auch auf psychischer Ebene. Alles kann ich nicht beeinflussen, auch wenn ich mich noch so sehr anstrenge. Auch auf das notwendige Glück muss ich vertrauen.

Ich bin selbst überrascht, wie umfangreich meine Aufzeichnungen geworden sind. Ich möchte hier nun meine Geschichte abschließen, es ist alles erzählt. Ich würde mich sehr freuen, wenn mein Buch, auf das ich schon ein wenig stolz bin, einigen Frauen helfen und Mut machen könnte. Und wenn es meine Familie und meine Wegbegleiter berührt und ihnen vielleicht sogar bei mancher Schilderung ein kleines Lächeln aufs Gesicht zaubert. Es ist vieles zu schaffen, mehr als ich zunächst für möglich gehalten hätte. Ich weiß das, denn ich habe es selbst erlebt. Manchmal, besonders zu Beginn, hätte ich diese ganze Geschichte am liebsten aus meinem Leben gestrichen, und nun ist sie ein Teil von mir geworden. Denn eines muss einem bewusst sein: eine Krebserkrankung lässt sich nach all den notwendigen Behandlungen nicht einfach als erledigt abhaken. Dafür ist der Einschnitt in Körper und Seele zu tief. Sie begleitet einen noch sehr, sehr lange, sein restliches Leben. Das muss nicht unbedingt negativ sein, im Gegenteil. Es können sich auch andere Wege und Möglichkeiten auftun. Wann sonst, wenn nicht jetzt? Dies klingt jetzt recht einfach, ist es natürlich nicht. Aber mit Geduld, Zuversicht und all meinen „HELFERLEINS“ habe ich die beste Unterstützung und bin auf einem guten Weg.

Ich genieße die Gegenwart im Kreis meiner großen Familie und freue mich auf das, was die Zukunft für mich noch bereithält.

Ich möchte mit diesen zwei Bildern abschließen, Aufnahmen, die für meinen Mann und mich eine besondere Bedeutung haben.

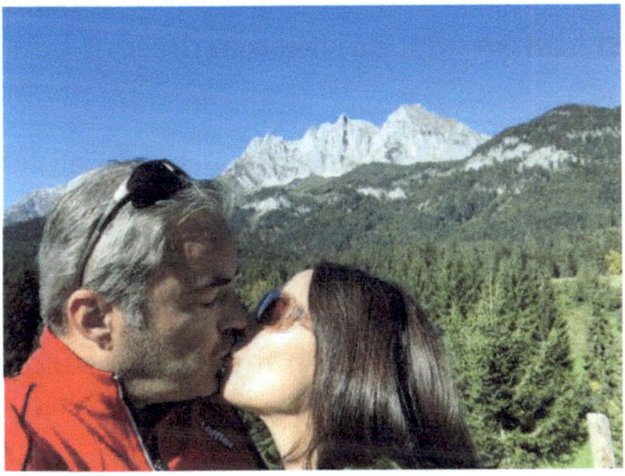

Oktober 2019

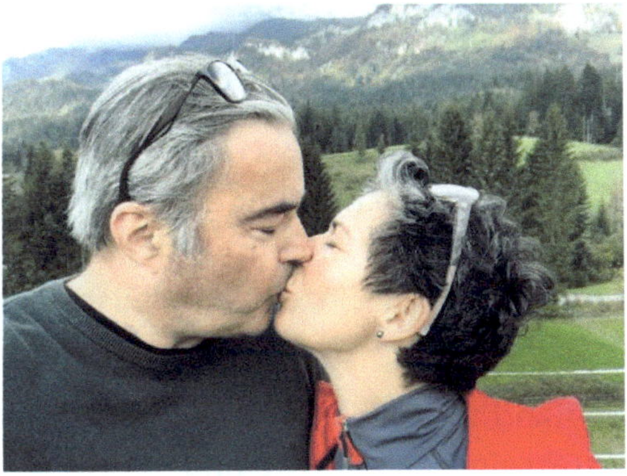

Oktober 2020

Dieselbe Stelle - das gleiche Wochenende im Oktober – ein ganzes Jahr dazwischen ❤️

Nachwort

Dieses Büchlein ist die Verarbeitung meiner Erkrankung, ein absolutes JA zum Leben und zugleich ein Dankeschön an alle, die mich in diesem Jahr begleitet haben.

Ich war so stolz, als ich mein Werk schließlich beendet hatte. Es war ein Herzenswunsch von mir und ich habe ihn mir erfüllt. Und plötzlich hatte ich Zweifel, ob mein Buch im Vergleich mit anderen, die das Thema Brustkrebs behandeln, zu kurz sei oder zu wenig ins fachliche Detail gehe. Diese Zweifel habe ich nach einem Gespräch mit einer lieben Bekannten beiseitegeschoben. Es ist meine persönliche Geschichte, die kein anderer je so erleben und empfinden wird wie ich. Und genau das macht es aus. Ich möchte, dass euch mein Buch berührt und zum Nachdenken anregt, was wichtig ist im Leben, dass ihr außerdem nicht Stunden damit beschäftigt seid, es zu lesen oder euch mit medizinischen Begriffen und genauen Einzelheiten auseinandersetzen müsst.

Wenn jemand tatsächlich betroffen ist, dann wird er sich auf seine eigene Art und Weise damit beschäftigen müssen, alle anderen brauchen dies Gott sei Dank nicht zu tun.

Ich bin jedoch gerne für etwaige Fragen offen und für Hilfestellungen bereit.

Alles Liebe für euch, machts gut, bleibt gesund und genießt das Leben. Wir haben nur das eine.

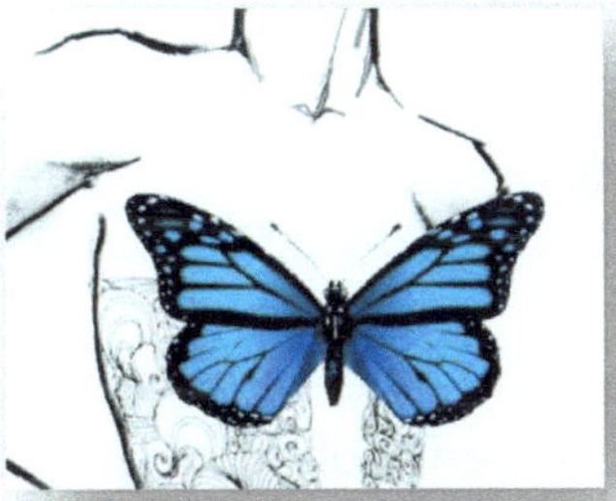

Der Schmetterling ist ein Symbol für die Lebensfreude, die Bewegung und die Veränderung. Manchmal muss man sich verpuppen - wie eine Raupe - um voranzukommen.

Oktober 2020

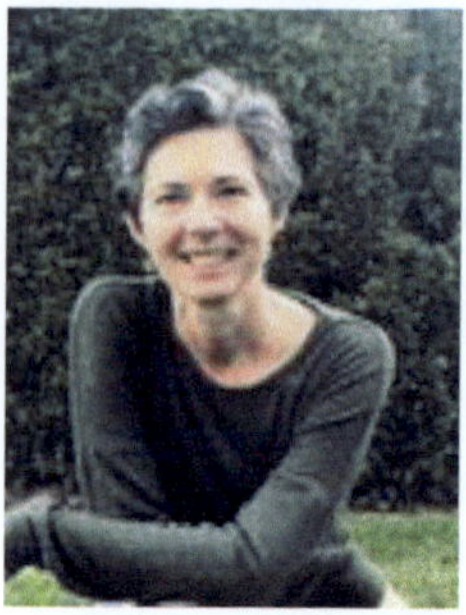

Die Autorin erzählt, wie sie trotz ihrer Brustkrebserkrankung ein lebensfrohes, wenngleich auch sehr hartes Jahr erlebt. Wie sie ganz plötzlich aus ihrem gewohnten Alltag mit 3 Kindern und Ehemann herausgerissen wird und sich den Herausforderungen stellen muss. Sie berichtet von einem bewegenden und emotionalen Jahr ihres Lebens und gibt zugleich wertvolle Tipps und Anregungen zur Unterstützung in einer besonderen Zeit.